SOCIÉTÉ PHILANTHROPIQUE

Fondée en 1780

RECONNUE D'UTILITÉ PUBLIQUE LE 27 SEPTEMBRE 1839

FOURNEAUX — DISPENSAIRES — DISPENSAIRES D'ENFANTS — HOPITAL CHIRURGICAL
ASILE TEMPORAIRE POUR ENFANTS — ASILES DE NUIT — ASILE MATERNEL
PRIMES D'ENCOURAGEMENT — HOSPICE — HABITATIONS ÉCONOMIQUES
HOTELS MEUBLÉS POUR DAMES ET JEUNES FILLES
MAISON : LOGEMENTS-ATELIERS

DISPENSAIRE-HOPITAL GOÜIN

RAPPORT

PRÉSENTÉ

Par M. le Dr RENÉ BONAMY
CHIRURGIEN DE L'HÔPITAL GOÜIN
ANCIEN INTERNE DES HÔPITAUX DE PARIS

Année 1909-1910

PARIS
SOCIÉTÉ PHILANTHROPIQUE
15, rue de Bellechasse, 15
1910

DISPENSAIRE-HOPITAL GOÜIN

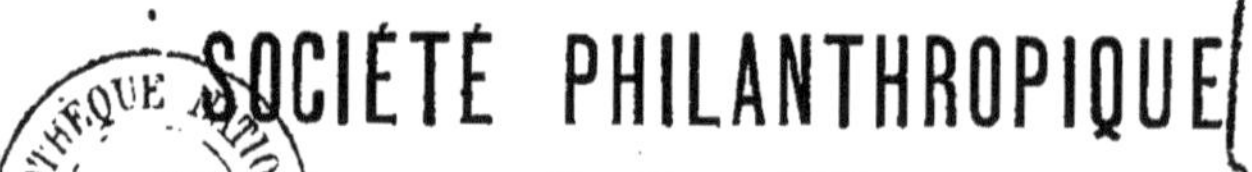

SOCIÉTÉ PHILANTHROPIQUE

Fondée en 1780

RECONNUE D'UTILITÉ PUBLIQUE LE 27 SEPTEMBRE 1839

FOURNEAUX — DISPENSAIRES — DISPENSAIRES D'ENFANTS — HOPITAL CHIRURGICAL
ASILE TEMPORAIRE POUR ENFANTS — ASILES DE NUIT — ASILE MATERNEL
PRIMES D'ENCOURAGEMENT — HOSPICE — HABITATIONS ÉCONOMIQUES
HOTELS MEUBLÉS POUR DAMES ET JEUNES FILLES
MAISON : LOGEMENTS-ATELIERS

DISPENSAIRE-HOPITAL GOÜIN

RAPPORT

PRÉSENTÉ

Par M. le Dr RENÉ BONAMY
CHIRURGIEN DE L'HÔPITAL GOÜIN
ANCIEN INTERNE DES HÔPITAUX DE PARIS

Année 1909-1910

PARIS
SOCIÉTÉ PHILANTHROPIQUE
15, rue de Bellechasse, 15

1910

RAPPORT SUR LE SERVICE

DU

DISPENSAIRE-HOPITAL CHIRURGICAL GOÜIN

Vous ne vous étonnerez pas, Messieurs, si au commencement de ce rapport annuel qui doit vous donner un résumé de l'œuvre de l'hôpital Goüin, ma première pensée est une pensée de deuil et de regrets.

Les associations, les sociétés ont comme les familles leurs joies et leurs deuils. Hélas! à l'hôpital Goüin, notre famille hospitalière a été particulièrement touchée en ces deux dernières années.

Il m'est impossible, à cause de l'affection que je leur portais, de ne pas consacrer un instant à M. et Mme Jules Goüin.

M. et Mme Jules Goüin chérissaient particulièrement notre œuvre.

Ce sont eux qui en ont eu l'idée.

Ce sont eux qui l'ont créée.

Ce sont eux qui en étaient l'âme.

Notre hôpital porte leur nom à juste titre.

Notre chagrin et notre deuil en sont d'autant plus grands. (*Applaudissements.*)

Je vous disais l'an dernier quelle perte nous avions éprouvée en perdant M. Jules Gouïn; mais nous avions une espérance, une consolation car nous savions que Mme Jules Goüin tenait à continuer l'œuvre de son mari.

Le jour même de l'enterrement de ce dernier, dans le petit salon de l'avenue Vélasquez, elle me disait à travers ses larmes : « Ah! docteur, notre cher hôpital, je l'aimerai de plus en plus. » Et en octobre dernier, je la vois à Royaumont faisant avec moi une longue promenade sous les voûtes de l'abbaye, la dernière, hélas! ; nous étions seuls tous les deux et elle me parlait de son désir de poursuivre le but de M. Goüin. Elle faisait taire son chagrin et le maîtrisait tant était grande sa volonté.

Elle me questionnait sur mes idées et sur les projets possibles.

Hélas ! c'est cette femme exquise qui a disparu à son tour.

L'union de M. et Mme Jules Goüin était si fidèle et si tendre et aussi si belle et si vraie que la mort elle-même n a pu les séparer longtemps et a cruellement réuni ces deux êtres qui ne pouvaient se passer l'un de l'autre.

Ils avaient le même don d'attirer les cœurs par la bienveillance de leur accueil et de les retenir ensuite par leur active amitié. Je l'ai tellement éprouvé moi-même, que mon respectueux dévouement pour eux s'était changé en affectueux attachement.

Ils étaient heureux et fiers de voir leur œuvre prospérer, et chaque année leur inlassable charité venait doter nos services d'un perfectionnement nouveau.

Ils ont disparu au moment où le dernier projet, qu'ensemble ils avaient mûri, allait être mis à exécution. Dès maintenant, grâce à leur générosité, de nouvelles salles, de nouveaux pavillons vont être mis ces jours-ci à notre disposition.

Le fils de ceux que nous pleurons, M. Gaston Goüin, a tenu lui-même à veiller à l'exécution de ces nouveaux travaux, montrant ainsi qu'il avait à cœur de continuer la tradition familiale. Nous sommes certains de trouver en lui le même appui et le même cœur que chez ses parents. (*Applaudissements.*)

L'œuvre que nous faisons vivre, chacun par nos moyens, est plus vaste, plus importante que la modestie de ses fondateurs ne pourrait le faire supposer.

L'œuvre est d'autant plus intéressante qu'elle s'adresse surtout à cette classe de la société qui n'est ni pauvre ni riche, mais qui, travailleuse, économe, n'a besoin d'être secourue que momentanément, lorsque l'affreuse maladie s'abat sur le foyer et empêche tout travail.

Notre service de chirurgie est maintenant l'un des plus fréquentés de Paris, l'un des plus recherchés, et le bien que l'on y fait est plus important, la moisson des bienfaits y est plus abondante que vous ne le croiriez, Messieurs, si vous ne vous fiiez qu'aux seules apparences.

M. et Mme Jules Goüin, dont la générosité était inépuisable, aimaient à taire leurs bienfaits; et nous croyons encore être agréables et fidèles à leur mémoire en faisant beaucoup de bien et en ne le disant pas.

La vraie charité doit toujours, selon nous, être ainsi comprise.

Mais la modestie a cependant des limites, et je vous dois, Messieurs, d'éclairer votre religion sur ce qui se passe à l'hôpital Goüin. Quand, il y a dix ans, j'ai été choisi par M. Jules Goüin pour assurer le service de chirurgie de l'hôpital, il n'y avait que 28 grands lits et 8 lits d'enfants, la plupart vides, du reste. Aujourd'hui, le nombre des lits a exactement doublé, et il n'est pas rare que sous nos toits soient hospitalisés plus de 70 malades. Cette année-ci, nous avons hospitalisé 933 malades et pratiqué 630 opérations. Nous avons 30 décès à déplorer, dont 4 sont naturels, je veux dire sans qu'il ait été possible de tenter aucun acte opératoire quelconque.

La mortalité opératoire a donc été de 3,77 0/0, englobant les cas les plus désespérés où je suis intervenu avec un minime espoir de sauver mon malade.

Quant au dispensaire, ou consultation externe, c'est le mouvement habituel avec ses multiples consultations, petites opérations, pansements dont je vous donne ici un tableau d'ensemble.

ANNÉE 1909-1910

CHIRURGIE

Malades enregistrés	2.413
Consultations	8.515
Pansements	10.526

MÉDECINE

Malades enregistrés	1.504
Consultations	3.289

DENTISTE

Malades enregistrés	2.905
Consultations	2.905
Pansements	2.905

OCULISTE

Malades enregistrés	1.027
Consultations	2.764
Pansements	10.930

LARYNGOLOGISTE

Malades enregistrés	833
Consultations	3.008
Pansements	3.948

Le mouvement hospitalier a été arrêté cependant pendant quinze jours par les inondations qui ne nous ont pas épargnés.

L'eau a envahi totalement les sous-sols de l'hôpital, inondant cuisines, calorifères, buanderie, privant l'hôpital d'eau, de lumière, tant et si bien que nous fûmes obligés de cesser toute opération, de licencier la plupart des malades et de réunir dans les deux grandes salles tous les malades, afin de les chauffer à l'aide de poêles de fortune.

Chacun fit son devoir à ce moment avec belle et vaillante humeur.

A l'heure actuelle, toutes les réparations étant effectuées, l'hôpital a même, dans ses parties les plus cachées, gagné un aspect de propreté, de salubrité et d'hygiène.

Vous avez bien voulu m'adjoindre depuis quelques mois, comme assistant de consultation, mon ancien interne, le docteur Savouré. J'avoue que son aide, aussi gracieuse que dévouée, m'est d'un grand secours, car, à l'heure actuelle, avec le nombre des malades qui fréquentent nos salles, il serait impossible à uu seul chirurgien de voir, d'examiner en détail chaque cas en particulier.

Le docteur Burty, nommé chirurgien-adjoint, comme je vous l'ai dit l'an dernier, contribue grandement à m'aider dans mes opérations et à me suppléer au besoin; de sorte qu'à l'heure actuelle, avec mes deux internes, nous formons un groupe chirurgical suffisant, mais nécessaire pour assurer le service de votre hôpital.

Est-ce dire que notre œuvre soit parfaite? Hélas! non: pour moi surtout, qui ai pour elle un amour-propre peut-être exagéré; bien des améliorations sont désirables, bien des perfectionnements encore possibles, comme dans toute entreprise humaine. Ce sera l'œuvre de l'avenir.

Nous pouvons l'attendre, Messieurs, avec espoir et confiance, soutenus et encouragés par votre chaude sympathie et votre inlassable sollicitude. (*Vifs applaudissements.*)

STATISTIQUE DES OPÉRATIONS PRATIQUEES

EN L'ANNÉE 1910-1911

Par le Dr René BONAMY
Chirurgien de l'Hôpital Gouïn.

1° GYNÉCOLOGIE OPÉRATOIRE

18 Laparotomies pour salpingite et suppuration pelvienne. 16 guérisons. 2 morts.

1 Hystérectomie abdominale totale pour prolapsus utérin. 1 guérison.

35 Hystérectomies abdominales pour fibrome utérin (14 totales. 21 subtotales). 33 guérisons. 2 morts (totales).

3 Hystérectomies abdominales totales pour cancer utérin. 2 guérisons. 1 mort.

1 Hystérectomie abdominale totale pour sarcome de l'ovaire. 1 guérison.

33 Hystérectomies abdominales pour salpingite (17 totales. 16 subtotales). 33 guérisons.

2 Hystérectomies abdominales totales pour grossesse ectopique. 2 guérisons.

1 Hystérectomie abdominale pour kyste de l'ovaire. 1 guérison.

10 Laparotomies pour kystes de l'ovaire. 10 guérisons.

1 Laparotomie pour sarcome de l'ovaire adhérent. 1 mort.

4 Laparotomies pour grossesse ectopique. 4 guérisons.

1 Laparotomie pour volumineux fibrome sphacélé. 1 guérison.

7 Hystéropexies pour prolapsus utérin. 7 guérisons.

27 Curettages pour rétention placentaire. 27 guérisons.

9 Curages utérins pour cancer et cautérisation à l'air chaud. 9 guérisons.

9 Périnéorraphies pour déchirure-cystocèle-rectocèle-prolapsus. 9 guérisons.

4 Enucléations de polypes utérins. 4 guérisons.

5 Colpotomies postérieures pour collection du cul-de-sac de Douglas. 5 guérisons.

2 Stomatoplasties pour sténose du col et sterilité. 2 guérisons.

3 Amputations du col de Shrœder. 3 guérisons.

1 Ouverture par la paroï abdominale d'un phlegmon du ligament large. 1 guérison.

1 Opération de Pozzi pour vaginisme. 1 guérison.

Soit : 178 opérations. 172 guérisons. 6 morts.

2° Péritoine. Estomac. Intestin et foie

72 Appendicites { 70 à froid : 68 guérisons. 2 morts.
2 à chaud : 1 guérison. 1 mort.

1 Gastrostomie pour cancer de l'œsophage. 1 mort.

4 Gastro-entérostomies pour cancer de l'estomac ou sténose pylorique. 2 guérisons. 2 morts.

1 Laparotomie pour adhérences du cœcum à la paroi abdominale. 1 guérison.

1 Résection intestinale pour tumeur cœcale. 1 guérison.

1 Résection du duodénum pour ulcère. 1 mort.

1 Laparotomie pour cure radicale de fistule stercorale ancienne. 1 mort.

6 Anus contre nature pour cancer intestinal. 5 guérisons. 1 mort.

1 Laparotomie pour fermeture d'anus contre nature. 1 mort.

3 Laparotomies pour tuberculose péritonéale. 3 guérisons.

11 Laparotomies exploratrices pour tumeurs inopérables. 9 guérisons. 2 morts.

1 Extirpation de rectum cancéreux. 1 mort.

1 Cholécystectomie et drainage du canal hépatique pour lithiase. 1 guérison.

2 Laparotomies pour kystes hydatiques du foie. 2 guérisons.

5 Opérations de Witehead pour hémorroïdes. 5 guérisons.

4 Interventions pour abcès de la marge de l'anus et de la fosse ischio-rectale. 4 guérisons.

13 Cures radicales de fistule anale. 13 guérisons.

4 Cures radicales de fissure anale. 4 guérisons.

8 Dilatations et cautérisations anales pour hémorroïdes. 8 guérisons.

Soit : 139 opérations. 126 guérisons. 13 morts.

3° Paroi abdominale

1 Intervention pour cancer envahissant de l'ombilic. 1 guérison.

1 Cure radicale de volumineuse hernie ombilicale ancienne et adhérente. 1 guérison.

65 Cures radicales de hernie inguinale. 65 guérisons.

6 Cures radicales de hernie crurale. 6 guérisons.

2 Kétotomies d'urgence pour hernie étranglée. 1 guérison. 1 mort.

3 Réfections de paroi pour éventration. 3 guérisons.

1 Ablation d'un kyste du canal de Nück. 1 guérison.

Soit : 79 opérations. 78 guérisons. 1 mort.

4° Thorax

24 Amputations larges du sein pour cancer. 23 guérisons 1 mort.

4 Interventions pour récidive de tumeurs du sein. 4 guérisons

1 Enucléation esthétique d'un adénome du sein. 1 guérison.

1 Résection de côtes et pneumotomie pour abcès du poumon. 1 guérison.

1 Opération d'empyème pour pleurésie purulente. 1 guérison.

2 Résections de côtes pour ostéite tuberculeuse. 2 guérisons.

1 Ouverture, grattage, drainage d'un abcès froid costal. 1 guérison.

1 Ablation d'un volumineux lipome du dos. 1 guérison.

1 Intervention pour volumineuse collection du sein et phlegmon sous-pectoral. 1 guérison.

Soit : 36 opérations. 35 guérisons. 1 mort.

5° Organes génito-urinaires

1 Néphrostomie pour pyonéphrose du rein droit. 1 guérison.

5 Orchidectomies pour lésions tuberculeuses ou cancéreuses du testicule. 5 guérisons.

1 Lithothritie pour volumineux calcul développé autour d'un corps étranger. 1 guérison.

2 Cures radicales de varicocèle. 2 guérisons.

10 Cures radicales d'hydrocèle. 10 guérisons.
2 Cures de Bartholinite. 2 guérisons.
2 Interventions pour hypospadias. 2 guérisons.
1 Ablation d'un polype du méat urinaire. 1 guérison.
6 Cures radicales de phimosis. 6 guérisons.
Soit : 30 opérations. 30 guérisons.

6° Tête, Face et cou

1 Ablation large d'un épithélioma du cuir chevelu. 1 guérison.
5 Énucléations de ganglions tuberculeux du cou. 5 guérisons.
1 Énucléation de ganglions sarcomateux du cou. 1 guérison.
1 Énucléation de volumineux kystes sébacés du cou. 1 guérison.
2 Ablations larges d'un épithélioma de la joue. 2 guérisons.
1 Ablation d'un angiome de la joue. 1 guérison.
6 Interventions pour sarcome de la parotide ou de la région sous-maxillaire. 6 guérisons.
1 Ablation d'un angiome du menton. 1 guérison.
5 Interventions pour cancer des lèvres. 5 guérisons.
1 Résection totale du maxillaire inférieur pour cancer. 1 guérison.
3 Interventions de Stacke pour mastoïdite suppurée. 3 guérisons.
2 Trépanations de maxillaires pour sinusites. 2 guérisons.
1 Intervention pour adéno-phlegmon ligneux du cou. 1 guérison.
1 Grattage pour Epulis du maxillaire inférieur. 1 guérison.
2 Thyroïdectomies sous-capsulaires pour goître. 2 guérisons.
1 Urano-staphylorraphie pour bec-de-lièvre. 1 guérison.
1 Intervention pour fistule dentaire. 1 guérison.
Soit : 35 opérations. 35 guérisons.

7° Épaule, aisselle et dos.

5 Ablations de lipomes simples ou dégénérés de l'épaule. 5 guérisons.
1 Intervention pour exostose douloureuse de l'épine de l'omoplate. 1 guérison.
1 Ouverture d'un adéno-phlegmon de l'aisselle. 1 guérison.

1 Ouverture d'un volumineux phlegmon du flanc droit. 1 guérison.

1 Résection d'un cal vicieux et exubérant de fracture de clavicule. 1 guérison.

Soit : 9 opérations. 9 guérisons.

8° Coude. Bras et main

3 Interventions et grattages pour ostéites tuberculeuses du coude. 3 guérisons.

1 Ablation d'une exostose et d'une bourse séreuse de l'épitrochlée. 1 guérison.

1 Intervention d'urgence pour violent traumatisme du bras et de l'aisselle. 1 mort.

1 Intervention d'urgence avec évidement ostéo-articulaire du coude pour violent traumatisme. 1 guérison.

1 Ouverture et drainage d'un gros phlegmon du coude. 1 guérison.

15 Ouvertures et drainages de phlegmons du bras et de la main. 15 guérisons.

2 Ablations d'hygromas du coude. 2 guérisons.

3 Applications de greffes de Thirsh pour brûlures étendues du bras et de la main. 3 guérisons.

1 Dissection et ablation des gaines synoviales des extenseurs pour lésions tuberculeuses. 1 guérison.

1 Suture des tendons fléchisseurs sectionnés. 1 guérison.

1 Extraction de balle de revolver logée dans la tête du cinquième métacarpien. 1 guérison.

4 Résections d'un métacarpien pour ostéite tuberculeuse. 4 guérisons.

9 Amputations de doigts pour lésions diverses. 9 guérisons.

1 Dissection et ablation d'un kyste synovial du doigt. 1 guérison.

Soit : 44 opérations. 43 guérisons. 1 mort.

9° Membre inférieur

6 Interventions pour ablation de ganglions tuberculeux de l'aine. 6 guérisons.

2 Grattages pour ostéites tuberculeuses de l'ischion. 2 guérisons.

1 Ouverture et drainage d'un abcès ossifluent de la fosse iliaque. 1 guérison.

1 Ouverture d'un phlegmon de la cuisse. 1 guérison.

1 Hernie variqueuse de la saphène. Résection. 1 guérison.

4 Amputations de cuisse pour ostéo-sarcome. Gangrène athéromateuse et tumeurs blanches du genou. 4 guérisons.

1 Large résection du genou pour tuberculose. 1 guérison.

1 Ablation d'une tumeur sarcomateuse de la face interne de la cuisse. 1 guérison.

1 Large résection du fémur pour ostéomyélite ancienne. 1 guérison.

1 Trépanation du fémur pour ostéomyélite. 1 guérison.

1 Ablation d'une volumineuse bourse séreuse et d'une grosse exostose du condyle interne du fémur. 1 guérison.

2 Interventions et grattages pour ostéite tuberculeuse du grand trochanter. 2 guérisons.

1 Cerclage de rotule pour fracture. 1 guérison.

1 Large ouverture et drainage de la bourse séreuse pré-rotulienne. 1 guérison.

8 Ablations d'hygromas du genou. 8 guérisons.

5 Résections étendues de varices. 5 guérisons.

2 Applications de greffes de Thirsh pour brûlures étendues de la jambe. 2 guérisons.

1 Ostéotomie pour cal vicieux du tibia. 1 guérison.

2 Grattages pour lésions tuberculeuses du tibia. 2 guérisons.

1 Ouverture et grattage d'un foyer de fracture infectée. 1 guérison.

3 Interventions pour ostéomyélite chronique du tibia. 3 guérisons.

1 Désarticulation tibio-tarsienne pour infection. 1 mort.

2 Résections de métatarsiens. 2 guérisons.

1 Résection cunéiforme de la tête du premier métatarsien en hallux-valgus. 1 guérison.

1 Grattage pour ostéite d'un métatarsien. 1 guérison.

5 Amputations d'orteils. 5 guérisons.

6 Cures radicales d'ongle incarné. 6 guérisons.

2 Interventions pour maux perforants plantaires. 2 guérisons.

3 Ténotomfes du tendon d'Achille pour pied-bot. 3 guérisons.
1 Ablation d'un petit fibrome de la voûte plantaire. 1 guérison.

Soit : 68 opérations. 67 guérisons. 1 mort.

10° Interventions diverses

28 Réductions de fractures, luxations et applications d'appareils plâtrés. 28 guérisons.

Pendant l'année 1909-1910, nous avons donc pratiqué 630 opérations avec 26 morts et 604 guérisons opératoires.

Soit une mortalité opératoire globale de 3,77 % englobant les cas les plus désespérés.

Voici, du reste, la liste des morts avec quelques explications rapides :

1. *Laparotomie* pour fibro-sarcome utérin ayant envahi le rectum. Résection du rectum.
Opération le 26 avril.
Mort le 7 mai par péritonite.

2. *Anus iliaque* pour cancer rectal. (1re Opération le 18 décembre 1908.)
Ablation du cancer rectal par voie sacrée. (2e Opération le 31 décembre 1908.)
Fermeture de l'anus sus-pubien. (3e Opération le 1er mai 1909.)
Mort le 11 mai d'occlusion intestinale et péritonite.

3. *Laparotomie d'urgence* pour péritonite aiguë.
Opération le 22 avril.
Je trouve une masse kystique suppurée gauche, drainage.
Mort le 19 mai d'infection lente. Phlébite.

4. *Cancer du sein. Mammite diffuse.*
Opération le 8 juin.
Mort le 20 juin par propagation à la plèvre et cachexie cancéreuse.

5. *Phlegmon diffus du cou.*

Opération le 19 juin.

Mort le 24 juin par lymphangite érysipélateuse et congestion pulmonaire.

6. *Ouverture large de l'articulation tibio-tarsienne* pour arthrite suppurée consécutive à fracture compliquée.

Opération le 24 avril. Arthrotomie.

Opération le 17 juin. Amputation de la jambe.

Mort le 24 juin d'infection généralisée.

7. *Résection du duodénum* pour ulcère duodénal.

Opération le 19 juin.

Mort le 25 juin avec des phénomènes de dilatation aiguë de l'estomac et péritonite.

8. *Laparotomie exploratrice* pour fibro-sarcome utérin inopérable.

Opération le 22 juin.

Mort le 30 juin par cachexie.

9. *Laparotomie* pour fibrome utérin sphacélé, gangrené. État grave.

Opération le 15 juillet.

Mort le 17 juillet par auto-intoxication.

10. *Anus iliaque* pour cancer du rectum.

Opération le 18 juillet.

Résection du rectum cancéreux par voie sacrée et restauration du conduit recto-anal.

Opération le 31 juillet.

Mort le 3 août par péritonite.

11. *Gastro-entérostomie en* Y pour sténose pylorique cancéreuse. État cachectique.

Opération le 29 juillet.

Mort le 3 août par cachexie.

12. *Appendicite à froid* chez alcoolique.

Opération le 12 août.

Mort le 19 août (delirium tremens).

13. *Hystérectomie* pour cancer utérin, ayant nécessité une résection de l'S iliaque.

Opération le 22 juillet.

Mort le 17 août par cachexie cancéreuse.

14. *Hystérectomie* pour fibrome sous-muqueux volumineux. Femme exsangue, cachexie, anémie.

Opération le 28 août malgré 1 mois de repos et de soins particuliers.

Morte le 3 septembre avec phénomènes de dépression cardiaque.

15. *Gastrostomie* pour cancer de l'œsophage.

Opération le 11 septembre.

Mort le 14 septembre par cachexie et congestion pulmonaire.

16. *Hystérectomie abdominale totale* pour cancer utérin. État cachectique.

Opération le 14 septembre.

Mort le 18 septembre par collapsus et anurie.

17. *Résection de l'S iliaque* pour ancienne fistule pyo-stercorale datant de 7 ans.

Opération le 16 novembre.

Mort le 22 novembre par infection.

18. *Résection cæcale* pour cancer. Cachexie, morphinomanie.

Opération le 26 novembre.

Mort le 3 décembre.

19. *Fistule ischio-rectale* chez diabétique.

Opération le 14 décembre.

Mort le 16 décembre par coma diabétique.

20. *Volumineuse hernie ombilicale étranglée.*

Opération d'urgence le 17 décembre.

Mort dans la soirée par congestion et anurie.

21. *Traumaisme du bras, fracture ouverte, déchirures musculo-aponévrotiques énormes.*

Opération d'urgence le 28 décembre.

Mort brusque le 9 janvier par embolie.

22. *Laparotomie exploratrice* pour cancer de l'estomac inopérable.
Opération le 6 février.
Mort le 20 février par cachexie.

23. *Appendicite à chaud.*
Opération le 19 février.
Mort le 24 février.

24. *Appendicectomie et salpingectomie par laparotomie médiane.*
Opération le 24 mars.
Mort le 31 mars par septicémie lente.

25. *Gastro-entérostomie* pour néoplasme.
Opération le 5 avril.
Mort le 6 avril par anurie.

26. *Laparotomie* pour salpingite purulente.
Opération le 19 avril.
Mort le 23 avril par auto-infection.

Je dois ajouter à cette liste 4 décès naturels :

1 Cancer des voies biliaires inopérable.
1 Fracture du crâne.
1 Occlusion intestinale entrée à l'hôpital en pleine agonie.
1 Occlusion intestinale grave chez diabétique.

Dr RENÉ BONAMY,
Chirurgien de l'hôpital Goüin

PARIS. — IMP. LEVÉ, RUE CASSETTE, 17. — 2-1911-1,800.

LES VERSEMENTS PEUVENT SE FAIRE :

15, RUE DE BELLECHASSE

1° Par **Donation** d'une somme quelconque destinée à assurer le fonctionnement de la Société.

Un versement de **500** francs donne le titre de BIENFAITEUR.

2° Par **Souscription annuelle** d'une somme quelconque.

Une souscription de **40** francs donne droit, avec le titre de MEMBRE DE LA SOCIÉTÉ, à 100 *Bons de Fourneaux* et à trois *Cartes de Dispensaires.*

Fourneaux

3° En distribuant des *Bons de Fourneaux* dont le prix est de **0** fr.**10** l'un.

Dispensaires

4° En remettant des *Cartes de Dispensaires* aux malades que l'on désire faire soigner : Chaque Carte est de **20** francs.

Dispensaires pour Enfants

5° Par **Donation** ou **Souscription annuelle** : Un versement de **10** fr. donne le droit de faire soigner un enfant. Un versement de **100** fr. donne le droit, pendant une année, de faire soigner successivement plusieurs enfants.

6° Par **Fondation** : Un versement de **1.000** fr. donne le droit, la vie durant, de faire soigner successivement plusieurs enfants.

Dispensaire-Hôpital chirurgical

7° Par **Donation** ou **Souscription annuelle.**

8° Par **Entretien**, en versant **1.000** fr. pour un an, ou **2** fr. **50** par jour pour un malade en dortoir ; en chambre particulière, le prix de journée est de **6** francs.

Asiles de Nuit

9° Par **Donation** ou par **Entretien de Lit : 100** fr. pour l'entretien d'un Lit pour une année ; **150** fr. pour un Lit et un Berceau (Mères de famille).

10° Par **Fondation de Lit : 2.000** fr. pour un Lit ; **1.000** fr. pour un Demi-Lit ; **3.000** fr. pour un Lit et un Berceau (Mères de famille).

Asile-Ouvroir pour Femmes enceintes

11° Par **Donation** ou **Souscription annuelle.**

Asile maternel

12° Par **Donation** ou par **Entretien de Lit** : **200** fr. pour l'entretien pendant un an.

13° Par **Fondation de Lit : 2.000** fr. pour un Lit ; **1.000** fr. pour un Demi-Lit.

14° Par **Donation** ou par **Fondation** pour les Pensions d'Enfants.

Hospice

15° Par **Entretien** : en assurant une pension viagère de **500** fr. à la personne que l'on fait admettre à l'Hospice.

16° Par **Fondation** : en constituant une rente de **500** fr.

Primes d'encouragement

17° Par **Donation** d'une somme quelconque.

18° Par **Fondation** : en constituant une rente.

Habitations économiques et Hôtels meublés pour dames et jeunes filles

19° Par **Donation** pour hâter l'époque de la construction d'un nouvel immeuble.

Legs

20° Tout **Legs** peut être fait à la Société, soit d'une manière générale, soit avec affectation spéciale à l'une des Œuvres.

120 . — PARIS. — IMPRIMERIE LEVÉ, RUE CASSETTE, 17.

www.ingramcontent.com/pod-product-compliance
Ingram Content Group UK Ltd.
Pitfield, Milton Keynes, MK11 3LW, UK
UKHW021157230726
13926UKWH00001B/141